Contents

Preface..2
Reception..5
Anamnesis..11
Massage..23
Manual therapy..27
PNF...37
Mulligan...42
Exercises..45
Gait training..52
Lymphatic drainage..54
Electrotherapy...58
Pelvic floor exercises..61
Breathing therapy...65
Useful..68
Thanks...70
Bibliography...71

Preface

Who am I?

My name is Caroline Braun and I created the Little Physio.
I studied translation and worked as a freelance translator. I then decided to change my way of living and became a physiotherapist / physical therapist.
I've been working as a physical therapist for over 10 years in different hospitals as well as in private practices.

Why did I create Little Physio?

My experience has shown me the difficulties of treating patients who don't speak the same language.
It's difficult and even sometimes impossible to diagnose or treat the patient correctly.
The consequences for the patient are disastrous.

Many people think that the patient has to speak the language of the country he or she lives in.
Even if correct it's also not always possible.
Some people are not able to learn or have just arrived.
Others might be on vacation or are only here temporarily to work.

I am a physical therapist and my job is not to judge but to treat the patients.
And I have to treat them the best I can.

That's why I created "Little Physio".

This translator enables the therapist to communicate and to treat foreign patients.

Your therapy will become easier and better.

The book is divided into 14 chapters like "Reception", "Massage", "Manual therapy", "Exercises" and so on. This makes it easier and faster for you to find the sentences you need.

In addition to the book, you have the opportunity to get the **Little Physio App for mobile phones and tabs, iphone and ipad.**

The Apps are available on the Apple Appstore and on the Googleplaystore.

The **Little Physio Apps are the audio version of the books**.

It is as easy as clicking on the needed sentence and your cell phone or tab "speaks" it out in the foreign language.

You can see a demo on:

littlephysio.com

or on

youtube

I became a physical therapist to help others, no matter if they speak my language or not.

Now, it is possible!

Reception

1. Hello
Iyi günler

2. My name is
Ben ...

3. Do you have a doctor's prescription?
Rezeptiniz varmı?

4. Yes
Evet

5. No
Hayır

6. Do you have your insurance card?
Sigortakartınız varmı?

7. Would you please bring the insurance card next time?
Birdahki sefere sigorta kartını getire bilirmisiniz

8. Would you please write down your phone number?

Telefon numaranızı yaza bilirmisiniz

9. There is a mistake in the prescription. You have to go back to your doctor and have him issue a new one.

Bu yalnış bir recete, doktorunuza bir başka recete isteyiniz

10. Do you have a report / X-ray / CT- images from your doctor?

Doktorunuzdan bir bildiri, Röntgen, CT resimleri varmı?

11. Would you please bring the x-rays / the report with you next time?

Birdahki sefere CT resimlerinizi getire bilirmisiniz

12. Here are your appointments

Bunlar sizin terminleriniz

13. If these appointments don't work for you, please let me know.

Terminler size uygun degilse bana bildiriniz

14. This one doesn't work?
   Burada olmaz

15. Not on this day at all?
   Bu günde olmaz

16. Rather in the morning?
   Öğleden önce daha iyi?

17. Rather in the afternoon?
   Öğleden sonra daha iyi?

18. Monday
   Pazartesi

19. Tuesday
   Salı

20. Wednesday
   Çarşamba

21. Thursday
   Perşembe

22. Friday
Cuma

23. Saturday
Cumartesi

24. Sunday
Pazar

25. I'm sorry, you are too early
Özür dilerim, ama erken geldiniz

26. I'm sorry, you are too late
Özür dilerim, ama geç geldiniz

27. This week won't work
Bu hafta olmaz

28. Today doesn't work
Bugün olmaz

29. Not before next week
En geç birdahaki hafta

30. Not before next month

En geç birdahaki ay

31. The therapist is on vacation

Terapist izinde

32. The therapist is ill

Terapist hasta

33. Would you like to work with a different therapist?

Başka bir terapisti kabul edermisiniz

34. Yes

Evet

35. No

Hayır

36. Would you like to continue with the same therapist?

Aynı terapist te kalmak istiyormusunuz?

37. Would you rather wait until your therapist is back?

Terapist gelmesini beklemek istiyormusunuz?

38. Here is your bill.

Faturanız burada

39. Would you like to pay now?

Şimdi ödemek istermisiniz

40. Do you want to pay cash?

Bar mı ödemek istiyorsunuz?

Anamnesis

1. Please undress
Lütfen üzerinizi soyunun

2. Can you please take off your top ?
Üst tarafınızı çıkarınız

3. Can you please take off your pants?
Pantolonunuzu çıkarınız

4. Can you please take off your skirt?
Eteginizi çıkarınız

5. Are you in pain?
Agrınız varmı

6. Yes
Evet

7. No
Hayır

8. Show me where it hurts
Nerenizde agrınız var bana gösteriniz

9. Where does it hurt?
Nerede agrınız var?

10. Is the pain radiating into your arm?
Agrınız kolunuza tesir ediyormu?

11. Is the pain radiating into your leg?
Agrınız ayagınıza tesir ediyormu?

12. Where does the pain radiate into?
Agrınız nerenize tesir ediyor?

13. Show me
Bana gösteriniz

14. Do you feel numbness?
Uyuşukluk varmı ?

15. Where?
Nerede?

16. Do you have paralytic symptoms?
Tutukluk varmı ?

17. Do you feel formication?
Karıncılanma varmı ?

18. Where?
Nerede?

19. When did it start?
Ne zamandan beri?

20. For days
Günlerdir

21. For weeks
Haftalardir

22. For months
Aylardir

23. For years
Yillardir

24. What does the pain feel like?
Agrınız ne şekilde

25. Acute
Igne batar şekilde

26. Dull
Sızı şeklinde

27. Dragging
Ceker şekilde

28. Did the pain develop slowly?
Yavaşmı Başladı agrınız?

29. Did the pain develop fast?
Hızlımı Başladı agrınız?

30. Does the pain last for a long time?
Agrınız uzun bir şüre devam ediyormu?

31. Several seconds
Saniyelerce

32. Several minutes
Dakikalarca

33. Several hours
Saatlerce

34. Several days
Günlerce

35. Did you have an accident?
   Kaza geçirdinizmi?

36. Have you had treatment yet?
   Müdahale edildimi

37. Yes
   Evet

38. No
   Hayır

39. Do you have high blood pressure?
   Tansiyonunuz varmı ?

40. Do you have diabetes?
   Diyabet hastalığınız varmı ?

41. Are you dizzy?
   Başınız dönüyormu?

42. Are you pregnant?
Hamilemisınız?

43. What month?
Kacıncı aydasınız?

44. Do you take pain killers?
Agrı ilaçları Kullanıyormusunuz?

45. Do you take blood thinning medication?
Kan inceltici ilaç Kullanıyormusunuz?

46. Do you have problems with your thyroid?
Kuadırınız varmı?

47. Do you have heart problems?
Kalp probleminiz varmı?

48. Do you have a headache?
Baş agrınız varmı?

49. Did you have surgery?
Ameliyal oldunuzmu?

50. When did you have surgery?
Nezaman ameliyat oldunuz?

51. A few days ago
Birkaç gün

52. A few months ago
Birkaç ay

53. A few years ago
Birkaç yıl

54. You have to see a doctor.
Doktora gitmek sorundasınız

55. Does it hurt when you are moving?
Çalışır halde agrınız varmı?

56. Do you have pain while resting?
Dinlenik bir halde agrınız varmı?

57. When does it hurt most? When is the pain worst?
Agrınız ne zaman daha fazla?

58. In the morning
Sabahları

59. In the evening
Akşamları

60. At night
Geceleri

61. Always the same
Herzaman aynı

62. While going up
Yürürken üst tarafa doğru

63. While going down
Yürürken alt tarafa doğru

64. Going up the stairs
Merdivenleri cikarken

65. Going down the stairs
Merdivenleri inerken

66. While sitting for a long time
uzun oturdugum zaman

67. After sitting for a long time
Uzun süre oturduktan sonra

68. While doing small movements?
Kisa hareketlerde

69. Were you in the hospital / in rehab?
Hasta kur ziyaretinde bulundunuzmu?

70. For how long?
Nekadar?

71. Several days
Günlerdir

72. Several weeks
Haftalardir

73. Several months
Aylardir

74. When did you get discharged from the hospital?
Nezaman hastaneden taburcu oldunuz

75. Yesterday
Dün

76. The day before yesterday
Evvelsi gün

77. A few days ago
   Birkaç gün evvel

78. How many?
   Kaç tane?

79. A few weeks ago
   Birkaç hafta önce

80. A few months ago
   Birkaç ay önce

Massage

1. Please get undressed
Lütfen üzerinizi soyun

2. Can you please take off your top?
Üst tarafınızı çıkarınız

3. Can you please take off your pants?
Pantolonunuzu çıkarınız

4. Can you please take off your skirt?
Eteginizi çıkarınız

5. Lie down on your back
Sırt üstü yatınız

6. Lie down on your stomach
Karnınızın üstüne yatınız

7. Lie down on your right side
Sag tarafınıza yatınız

8. Lie down on your left side
Sol tarafınıza yatınız

9. This is for your head
Başınız buraya lütfen

10. Would you like a blanket?
Bastanıye istermisiniz?

11. Are you cold?
Üsuyormusunuz?

12. Are you too warm?
Sıcaklıyormusunuz?

13. Put your right arm down
Sag kolunuzu aşagıya indirin

14. Put your right arm next to your head
Sag kolunuzu yukarıya kaldırınız

15. Align your right arm alongside your body
Sag kolunuzu vucudunuza doğru tutun

16. Put your left arm down

Sol kolunuzu indirin

17. Put your left arm next to your head

Sol kolunuzu kaldırın

18. Align your left arm alongside your body

Sol kolunuzu vücudunuza doğru tutun

19. Sit down please.

Lütfen oturunuz

20. Relax your shoulders

Omuzunuzu serbest birakin

21. Please look straigt ahead

Öne doğru bakınız

22. Does it hurt?

Acıyor mu?

23. Do I hurt you?

Acıtıyormuyum?

24. Show me where it hurts.
Neresi agrıdıgını bana gösterin

25. Is the pressure ok?
Bu baskı iyimi?

26. Yes?
Evet

27. No?
Hayır

28. Harder?
Fazla?

29. Softer?
Daha az?

30. Better?
Daha iyi?

31. Worse?
Daha kötü?

Manual therapy

1. Please get undressed
Lütfen üzerinizi soyun

2. Can you please take off your top?
Üst tarafınızı çıkarınız

3. Can you please take off your pants?
Pantolonunuzu çıkarınız

4. Can you please take off your skirt?
Eteginizi çıkarınız

5. Where does it hurt?
Ağrınız nerede?

6. Has it improved since the last treatment?
Son müdahaleden sonra iyilesme varmı?

7. Has it gotten worse?
Dahamı kötü oldu?

8. Has the pain increased?
Daha fazla agrınız varmı?

9. Has the pain gotten less?
Daha az agrınız varmı?

10. Where does it hurt now?
Şimdi agrılar nerede?

11. Stand on one leg please.
Bir ayakta durunuz

12. Please stand on the other leg now.
Şimdi diger ayagınızın üzerinde durunuz

13. Stand on your heels
Topugunuzun üzerinde durunuz

14. Stand on your tiptoes
Parmak uclarinin üzerinde durunuz

15. Sit down please
Oturunuz

16. Round your back
   Kendinizi bükünüz

17. Put your chin to your chest
   Başınızı eginiz

18. Does it pull?
   Cekme varmı?

19. Is it painful?
   Acı vericimi?

20. Is the pain less now?
   Dahamı az?

21. Is the pain worse now?
   Dahamı fazla?

22. Better?
   Iyimi?

23. Worse?
   Kötümü?

24. Put your head back
Başınızı kaldırınız

25. Lift your head up, look up
Başınızı yukarı

26. Put your head down, look down
Başınızı aşagıya

27. Turn your head to the left
Başınızı sola döndürünüz

28. Turn your head to the right
Başınızı sağa ceviriniz

29. Tilt your head to the left
Başınızı sola eğiniz

30. Tilt your head to the right
Başınızı saga eğiniz

31. Relax
Serbest bırakınız

32. Do not help. I will do the movements, you relax
Yardım etmeyiniz, ben hareketleri yapacagım, siz serbest birakın

33. Put your arms up
Kollar yukarı

34. Put your right arm up
Sag kol yukarı

35. Put your right arm down
Sag kol aşagıya

36. Put your left arm up
Sol kol yukarı

37. Put your left arm down
Sol kol aşagıya

38. Bend your leg
Bacaklarınız eginiz

39. Extend your leg
Bacaklarınız uzatınız

40. Bend your knee
Dizinizi eginiz

41. Extend your knee
Dizinizi uzatınız

42. Lift your leg
Bacagınızı kaldırınız

43. Lie on your back
Sırt üstü yatınız

44. Lie on your stomach
Karnınızın üstüne yatınız

45. Lie on your right side
Sag tarafınıza yatınız

46. Lie on your left side
Sol tarafınıza yatınız

47. Put your head here, please
Başınız buraya lütfen

48. Sit down
Oturunuz

49. Please participate with ease
Hareketleri birlikte yapınız

50. Press against my resistance
Aksi yönde hareket ediniz

51. Press harder
Daha sert hareket ediniz

52. Press not so hard
Daha hafif hareket ediniz

53. This is an exercise to do at home
Evde yapacagınız hareketler

54. Bend your legs and pull your knees to your thighs
Bacaklarınızı kaldırınız

55. Tighten your Abdomen
Karnınızı kasınız

56. Squeeze your buttocks
Kalcanızı kasınız

57. Tense your legs
Bacaklarınızı kasınız

58. Tense your arms
Kollarınızı kasınız

59. Relax
Serbest bırakın

60. It might hurt a little
Biraz acıması mümkün

61. I will show you first, then you repeat
Ben size göstereyim, siz tekrarlayın

62. Do 3 sets with 10 repetitions
3 Adet 10 defa tekrarlayın

63. Do 3 sets with 15 repetitions
3 Adet 15 defa tekrarlayın

64. Do 3 sets with 20 repetitions
  3 Adet 20 defa tekrarlayın

65. Do 3 sets with 30 repetitions
  3 Adet 30 defa tekrarlayın

66. Once a week
  Bir defa haftada

67. Twice a week
  Iki defa haftada

68. Three times a week
  Üç defa haftada

69. Once a day
  Günde bir defa

70. Twice a day
  Günde iki defa

71. Three times a day
  Günde üç defa

72. Do the exercise in front of a mirror
Hareketleri aynanın önünde yapınız

73. Sit down in front of a mirror
Aynanın önünde oturunuz

74. Stand in front of a mirror
Aynanın önünde durunuz

75. It is not supposed to hurt
Agrı hisetmemeniz gerekir

76. This is not supposed to happen
Bunun olmaması gerekir

PNF

1. Lie on your back
Sırt üstü yatınız

2. Lie on your stomach
Karnınızın üstüne yatınız

3. Lie on your right side
Sag tarafınıza yatınız

4. Lie on your left side
Sol tarafınıza yatınız

5. Put your head here, please
Başınız buraya lütfen

6. I will show you what the movement should look like
Hareketlerin nasıl olacağını ben size göstereyim

7. I will do the movement, relax your arm
Ben hareketleri yapıyorum, siz kolunuzu gevşek tutunuz

8. I will do the movement, relax your leg

Ben hareketleri yapıyorum, siz ayağınızı gevşek tutunuz

9. Press against my resistance now

Şimdi hareketlerime karşı durun

10. Open your hand and extend your fingers

Parmakları, Eli acınız

11. Close your hand aroung mine

Parmakları, elinizi kapatınız

12. Extend your arm

Dir seginizı uzatınız

13. Bend your elbow

Dir seginizı cekiniz

14. Put your leg up

Bacagınızı kaldırınız

15. Put your leg down

Bacagınızı indiriniz

16. Tense your leg in this direction
Bacagınızı yöne göre ayarlayınız

17. Bend your knee
Dizinizi eginiz

18. Extend your knee
Dizinizi uzatın

19. Bend your hips
Kalçanızı eğin

20. Extend your hips
Kalçanız uzatınız

21. Relax
Serbest bırakın

22. More
Çok

23. Less
Az

24. Harder
Fazla?

25. Softer
Daha az?

26. Slower
Daha yavaş

27. Faster
Daha hızlı

28. Press upward
Yukarı doğru basdırınız

29. Press downward
Aşagı doğru basdırınız

30. Now in the other direction
Şimdi diger tarafa

31. Towards your opposite shoulder
Hareket karşı yöndeki omuza

32. Towards your opposite hip
Hareket karşı yöndeki kalçaya

33. Towards the ear
Yön kulak

34. Towards the nose
Yön burun

35. Towards the window
Yön Pencere

36. Towards the door
Yön kapi

37. Towards the wall
Yön durar

38. Towards the clock
Yön saat

Mulligan

1. Show me which movement causes the pain
Hangi harekete agrınız var

2. Relax
Serbest birakınız

3. Repeat the movement once more
Hareketi tekrarlayınız

4. Is it better?
Dahami iyi?

5. Do you have pain going upstairs?
Agrınız varmı merdüwenden cıkarsanıs ?

6. Do you have pain going downstairs?
Agrınız varmı merdüwenden asaya inerken ?

7. Is it better like this?
Böyle dahami iyi?

8. **You are not supposed to be in pain. Please say Stop if it hurts**

   Agrınız olmaması gerekir, acı duyarsanız "Dur" deyiniz

9. **If the strap hurts, I can put a pad between you and the strap**

   Kayış acıtıyorsa arasına singer koyayım

10. **You can do this exercise with a towel at home**

    Evde bu hareketleri havlu ile yapa bilirsiniz

11. **you can do this exercise at home with an elastic band**

    Evde bu hareketleri therabandla yapa bilirsiniz

12. **You can do this exercise at home with a stick**

    Evde bu hareketleri degnekle yapa bilirsiniz

13. **The ball can be purchased at a sporting goods store**

    Topu spor dükanindan satin alabilirsiniz

14. The elastic band can be purchased at a sporting goods store

Theraband d spor dükanindan satin alabilir

15. It should be red

Kırmızı olsun

16. It should be green

Geşi olsun

Exercises

1. Bend
Egilin

2. Extend
Uzanın

3. Flex
Kasılın

4. Relax
Serbest bırakın

5. Move your buttocks backwards
Alnınız arkaya

6. tense your abdomen / do not relax
Karnınızı kasın, kasılmış bırakın

7. Remain like this for a few seconds, then relax
Birkaç sanıye böyledurun, sonra serbest bırakın

8. Do not move
Hareket olmamak zorunda

9. This is for your coordination
Kordine için

10. Do 3 sets with 10 repetitions
3 Kere 10 adet tekrarlayın

11. Do 3 sets with 15 repetitions
3 Adet 15 defa tekrarlayın

12. Do 3 sets with 20 repetitions
3 Adet 20 defa tekrarlayın

13. Do 3 sets with 30 repetitions
3 Adet 30 defa tekrarlayın

14. Take a break between the sets
Seriler arasında mola verin

15. A few seconds
Birkaç saniye

16. A few minutes
Birkaç dakika

17. How many
Kaç tane?

18. Once a week
Bir defa haftada

19. Twice a week
Iki defa haftada

20. Three times a week
Üç defa haftada

21. Once a day
Günde bir defa

22. Twice a day
Günde iki defa

23. Three times a day
Günde üç defa

24. Do the exercise while standing in front of a mirror
Hareketleri aynanın önünde yapınız

25. Sit in front of the mirror
Aynanın önünde oturunuz

26. Stand in front of the mirror
Aynanın önünde durunuz

27. This is for strengthening
Bu güç toplamanız için

28. Do it at home every day
Evde her gün yapınız

29. Do the exercises in front of the mirror so that you can correct yourself
Hareketleri aynanın karşısında yapınız, kendiniz kontrol edebilmeniz için

30. This is not supposed to happen
Bunun olmaması gerekir

31. This is wrong

Bu yalnış

32. This is correct

Böyle doğru

33. Slow

Yavaş

34. Slower

Daha yavaş

35. Fast

Hızlı

36. Faster

Daha hızlı

37. don't jerk

Acil hareket etmeyiniz

38. Your are not supposed to be in pain during the exercise

Hareketlerde acı hissetmemeniz gerekir

39. If you are in pain doing the exercise please stop and tell me next time you are here.

Hareketleri yaparken agrı hissederseniz, yapayınız ve bana bir dahaki sefere söyleyiniz

40. Did you do the exercises?

Hareketleri yaptınızmı?

41. Did you feel any pain?

Agrı hisettinizmi?

42. Show me where it hurt?

Nerede agrınız var bana gösteriniz

43. Show me how you do the exercises?

Hareketlerinasıl yaptınız bana gösteriniz

44. Stand on your right leg

Sag ayagınızın üzerinde durunuz

45. Stand on your left leg

Sol ayagınızın üzerinde durunuz

46. Stand on one leg

Bir ayagınızın üzerinde durunuz

47. This is for balance

Bu denge için

48. Try not to move

Hareketsıs durunuz

49. Try to include this exercise in your daily routine

Bu hareketleri yaşamınızda uygulayın

Gait training

1. **Stand straight**
   Düz durunuz

2. **Take smaller steps**
   Kısa adımlar atınız

3. **Take bigger steps**
   Uzun adımlar atınız

4. **Take regular steps**
   Sık adımlar atınız

5. **Roll your foot from heel to toe**
   Ayagınızı bükünüz

6. **First on your heel, roll your foot, then press your foot forward to your toes**
   Önce topugunuzun üzerine, sonra parmaklarınızın üzerine durunuz

7. The crutch goes on the same side as your injured leg

Bastonunuz hasta ayagınızla birlikte gider

8. Swing your arms loosely by your body

Kollarınızı vucudunuzda paralel olarak sallayınız

Lymphatic drainage

1. **The blood pressure cannot be taken on this arm nor can blood be drawn**

   Bu kolda tansiyan yada igne vurunmayınız

2. **Preferably you should not get hurt**

   Mümkün oldugu kadar yaralanmayınız

3. **You are not allowed to take a hot bath or lie in the sun for too long**

   Sicak banyo yapmayınız veya güneş altinda fazla kalmayınız

4. **If you have a painful rash, see a doctor immediately**

   Aci verici bir vakkada hemen doktora gidiniz

5. **Put your legs up multiple times per day**

   Bacaklarınızı günde birkaç defa yukarı kaldırınız

6. **Put your leg up several times a day**

   Bacagınızı günde birkaç defa yukarı kaldırınız

7. Put your arm up multiple times a day
Kolunuzu günde birkaç defa yukarı kaldırınız

8. Do you have a surgical stocking?
Kombres corabınız varmı?

9. Do you have surgical stockings?
Kombres coraplarınız varmı?

10. You have to wear the stocking every day
Corabi hergün giymelisiniz

11. You have to wear the stockings every day
Corapları her gün giymelisiniz

12. You have to wear the stocking night and day
Corabi gece gündüz giymelisiniz

13. You have to wear the stockings night and day
Corapları gece gündüz giymelisiniz

14. You shouldn't wear tight-fitting clothes
Sıkı kıyafetlerden kacınınız

15. Lie on your back

Sirt üzeri yatınız

16. Lie on your stomach

Karnınızın üzerine dönünüz

17. Can you lie on your stomach or would your rather sit?

Karnınızın üzerine uzana biliyormusunuz yada oturmakmı istersiniz

18. Sit?

Oturun?

19. Put one leg up

Ayak yukarı

20. Put both legs up

Ayaklar yukarı

21. Slide a little towards me

Biraz bana doğru kayınız

22. Slide to the left

Sol tarafa kayınız

23. Slide to the right

Sag tarafa kayınız

24. Slide up

Bas yukarı kayınız

25. Slide down

Ayak aşagi kayınız

26. Does it hurt?

Aciyormu?

27. It shouldn't hurt

Aci hisset memeniz gerekir

Electrotherapy

1. I will attach 2 electrodes
   Iki elektrot baglayacagım

2. I will attach 4 electrodes
   Dört elektrot baglayacagım

3. There is no electricity yet
   Henüz ceyran akmamakta

4. I will increase the electricity slowly
   Ceyranı yavas yukarı cıkar tıyorum

5. Tell me, as soon as you feel the electricity
   Ceyran hissettiginiz taktirde bana bildiriniz

6. Do you feel the electricity?
   Ceyranı hissediyormusunuz

7. It should be comfortable

Iyi bir his vermesi gerekiyor

8. Is it comfortable?

Iyi bir his veriyormu?

9. You should feel the electricity only slightly

Ceyranı cok hafif bir şekilde hissetmelisiniz

10. I will turn down the electricity until you can't feel it anymore

Ceyranı şimdi acagıya indiriyorum birşey hissetmeyene kadar

11. It will take about 10 minutes

Aşagı yukarı on dakika sürer

12. It will take about 15 minutes

Aşagı yukarı onbeş dakika sürer

13. It will take about 20 minutes

Aşagı yukarı yirmi dakika sürer

14. I will take off the electrodes once it is finished

Bittiği zaman elektrotları cikarmaya gelecegim

15. If you have a problem, call me

Bir probleminiz olursa cagrın beni

16. I will be next-door

Ben yan taraftayım

Pelvic floor exercises

Short

1. **The pelvic floor is the muscle between your pubic bone and your tailbone**

   Kalça alt kası kasıkkemiği ile arasın oturma kemiğinin

2. **Its function is mainly to close the openings there**

   Onun görevi, oradaki açık olan bölümü kapatmaktır

3. **It works together with you abdominal muscles and your diaphragm**

   Karın kasları ve böleceğinizle birlikte çalışır

4. **In order to strengthen your pelvic floor you have to use these muscles as well**

   Bu yüzden bu kasları birlikte çalıştırmak gerekiyor kalça alt kasını güçlendirmek için

5. **Try to tense your pelvic floor, acting like have to use the bathroom but you can't go**

   Kalça alt kaslarınkı kasınız, tuvalete gitmeniz gerektiğini ancak yapamadığınız hisini vermesi gerekiyor

Long

1. **The pelvic floor is the muscle between ischial tuberosities, pubic and tailbone**

   Kalça alt kası, sag ve sol kuyruk kemiği, kasık kemiği ve oturma kemiğinin arasındakı kastır

2. **The pelvic floor helps to control the function of urinating and bowel movement. With regular training you can prevent incontinence or lessen exiting problems**

   Kalça alt kası, idrar ve diskılığınızı kontrol altında tutmanıza yardımcı olar

3. **In addition, the pelvic floor holds and supports the organs in your abdomen. That's why regular pelvic floor training works against prolapse problems**

   Bunun yanında kalça alt kasığı, iç karın organlarını tutar ve alttan destekler. Bu yüzden kalça alt kas ant man çalişmalarıda sorunsuz çökmelere karşı kaya bilirsiniz

4. **To fulfill these functions, the pelvic floor works with the abdominal muscles and the diaphragm, which is the most important respiratory muscle.**

   Bu görerleri yapabilmeniz için, kalça alt kası, karın kası ve böleçiinizle birlikte çalışırı en önemli nefes kaslarıdır

5. **In order to strengthen your pelvic floor you have to use these muscles as well**

   Bu yüzden bu kasleri birlikte çalıştırmak gerekiyor kalça alt kasını güçlendirmek için

6. **Try to tighten your pelvic floor, imagining closing your vagina and anus**

   Kalça alt kaslarınızı kasınız, vajinanızın kapandığını hissi vemesi gerekiyor

7. Try to tighten your pelvic floor, acting like have to use the toilet ◻but you can't go

Kalça alt kaslarınız kasınız, tuvalette gitmeniz gerektiğini ancak yapamadığınızın hissini vermesi gerekiyor

8. Inhale deeply. Exhale slowly tensing your abdominal muscles

Derin nefes alın, nefes verirken karnınızı kasınız

9. I will show you, and then you do it

Ben size gösteriyorum, siz sonra tekrarlayın

Breathing therapy

1. **Inhale through your nose**
   Burundan nefes alınız

2. **Exhale through your mouth**
   Agizdan nefes veriniz

3. **I will show you, and then you do it**
   Ben yapıyorum siz tekrar ediniz

4. **Slowly**
   Yavaş

5. **Slower**
   Daha yavaş

6. **Fast**
   Hızlı

7. **Faster**
Daha hızlı

8. **Deeply**
Derinden

9. **Deeper**
Daha derinden

10. **Casual**
Gelişi güsel

11. **More casually**
Daha gelişi güsel

12. **Inhale more into your abdomen**
Karniniza hava veriniz

13. **Your abdomen should expand when inhaling**
Karnınız büyümeli nefes aldığınızda

14. Put your hands on your abdomen

Ellerinizi karnınızın üzerine koyunuz

15. Put your hands on your ribcage

Ellerinizi göğüsünüze koyunuz

16. Your hands should be moving on your abdomen when inhaling

Elleriniz nefes alıp vermenizde hareket etmeli

Useful

1. **Hello**
   Iyi günler

2. **Goodbye**
   Hoşcakalınız

3. **Please**
   Lütfen

4. **Thank you**
   Teçekürler

5. **Relax**
   Serbest bırakınız

6. **Does it hurt?**
   Acı veriyormu?

7. Is it better now?
Dahami iyi?

8. Harder?
Daha hızlı?

9. Yes
Evet

10. No
Hayır

11. I'm sorry, I can't understand you
Özür dilerim sizi anliyamıyorum

Thanks

I would like to thank all those who helped me to create the Little Physio book and application.

Thanks to the translators and the proof-readers, thanks to my family and my friends who have all participated in this adventure.

Thanks to those who helped with their voice on the apps and the videos.

Special thanks to my husband who programmed the apps for android and apple and for everything else too... :)

Thank you, dear reader for having bought this book or any of my other books.

If you have enjoyed Little Physio,
please leave comments on Amazon.

I would appreciate it very much :)

Bibliography

- **Little Physio** from English into Spanish
- **Little Physio** from English into Italian
- **Little Physio** from English into French
- **Little Physio** from English into German
- **Little Physio** from English into Turkish

and

- **Big Little Physio** from English into Spanish, Italian, French, German and Turkish

www.ingramcontent.com/pod-product-compliance
Lightning Source LLC
Chambersburg PA
CBHW071804170526
45167CB00003B/1162